AF602405

NOTICE

SUR LES

EAUX MINÉRALES NATURELLES

DE CRANSAC

DÉPARTEMENT DE L'AVEYRON

EAUX FERRO-MANGANÉSIENNES
et Calcaréo-Magnésiennes sulfatées

PAR

LE DOCTEUR DUCOUX (DE BLOIS)

3e ÉDITION

A PARIS
DANS TOUTES LES LIBRAIRIES MÉDICALES

1868

NOTICE

SUR LES

EAUX MINÉRALES NATURELLES

DE CRANSAC

DÉPARTEMENT DE L'AVEYRON

EAUX FERRO-MANGANÉSIENNES

et Calcaréo-Magnésiennes sulfatées

PAR

Le Docteur DUCOUX (de Blois)

3e ÉDITION

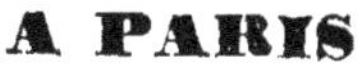

A PARIS

DANS TOUTES LES LIBRAIRIES MÉDICALES

1868

VOIES DE COMMUNICATION.

CRANSAC est l'une des stations du chemin de fer d'Orléans.

On arrive à CRANSAC :

1° De Paris et du Nord par le chemin de fer direct d'ORLÉANS, CHATEAUROUX, LIMOGES et BRIVE;

2° De l'Est et du Midi, par LYON, CETTE et MONTAUBAN;

3° Du Centre, par MOULINS, CLERMONT-FERRAND, BRIOUDE, MASSIAC; MURAT, AURILLAC et CAPDENAC, gare du chemin de fer d'Orléans.

Poste aux lettres : Trois distributions par jour, à CRANSAC. Bureau de réception.

Hôtels : Hôtel Saint-Charles, chez M. Delaye ; — hôtel Sahut ; — hôtel Galtier.

Pensions : Coudere, — Marquet, — Castès, — Roux, — Bros.

Pharmacie : Guyot.

DÉPOTS A PARIS

Faubourg Montmartre, 22 ;
Rue Jean-Jacques-Rousseau, 12 ;
Rue de Choiseul, 18, et chez tous les pharmaciens.

A BORDEAUX : Cours de Tourny, 29.
A TOULOUSE : Rue Saint-Etienne.

Les EAUX DE CRANSAC se trouvent aussi dans toutes les Pharmacies de province.

Les demandes doivent être adressées, aux Sources, à M. DUPUY, *régisseur des Eaux de Cransac, Aveyron.*

N. B. Chaque bouteille est coiffée d'une capsule indiquant la source et porte une étiquette.

Toutes les bouteilles et bouchons porteront les capsules, les cachets et les empreintes ci-dessous :

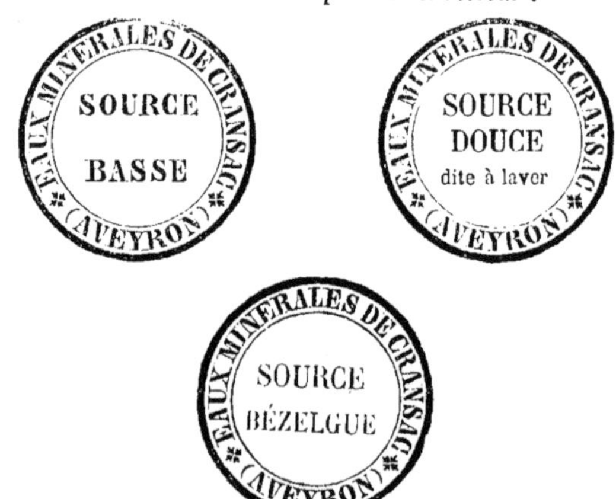

CONSIDÉRATIONS GÉNÉRALES

L'HYDROLOGIE minérale acquiert chaque jour une importance d'autant plus progressive qu'elle est, sans contredit, une des branches les plus intéressantes de la thérapeutique et l'auxiliaire le plus puissant de l'art de guérir. En effet, l'usage des eaux offre une série d'avantages qu'il serait impossible d'espérer de tout autre moyen curatif. Non-seulement les eaux agissent par la nature spéciale de leur composition, mais encore elles entraînent le malade au milieu de circonstances telles, que son état moral participe à tous les bienfaits qu'éprouve son état physique. Le changement d'air, les distractions du voyage, le commerce d'une société nombreuse et choisie qui accourt à chaque saison aux diverses sources dont l'expérience et quelquefois la mode ont popularisé l'usage, toutes ces causes, disons-nous, exercent sur l'état général des malades une influence salutaire : aussi le nombre des buveurs et celui des baigneurs croissent-ils dans une proportion considérable. Ajoutons que la facilité des communications et la commodité des transports viennent encore favoriser cette tendance, et qu'avant peu ces usages seront devenus pour tous un besoin tellement impérieux, qu'il n'y aura d'exception que pour ceux qu'arrêteront des obstacles insurmontables de temps ou de finances. Du reste, ceci n'est pas une des conquêtes de notre civilisation moderne : ce goût et ces usages ont été de tout temps répandus chez les peuples.

Pline nous apprend que les anciens avaient une telle foi dans l'efficacité des eaux minérales, qu'ils croyaient qu'une divinité tutélaire et amie des hommes présidait à la garde de chaque source.

On pourrait appliquer à l'action thérapeutique des eaux minérales l'excellente définition qu'on a donnée de l'art du médecin : *Elles guérissent quelquefois, soulagent souvent et consolent toujours.* Nous pourrions même ajouter que pour ceux qui ont le rare bonheur de n'avoir besoin passagèrement ni de guérison, ni de soulagement, ni de consolation, elles peuvent cependant offrir quelque utilité, car l'expérience a démontré que, dans le nombre des eaux minérales, il en est qui ont le précieux privilége de préserver des épidémies régnantes et de prévenir l'invasion de maladies plus ou moins imminentes. C'est ainsi que l'eau de Sedlitz peu détourner ou pour le moins éloigner l'apoplexie, et que, d'après les observations recueillies sur les lieux, l'usage des eaux de Cransac est un puissant prophylactique dans les dyssenteries épidémiques.

L'usage des eaux convient donc à tout le monde : mais, à côté de cette loi générale d'hygiène et de thérapeutique, il est des considérations exceptionnelles dont les malades ne comprennent pas toujours la valeur, et qui ne sauraient cependant être omises sans danger pour l'existence. Nous n'en indiquerons ici, sommairement, que les plus importantes.

Quelle est la spécialité de telle ou telle source ? A quelle période des maladies leur usage est-il le plus convenable?

Voilà, sans contredit, les deux questions principales à résoudre avant de se mettre en route pour tel ou tel établissement.

Il en est d'autres dont la solution importe également à la santé des buveurs, mais qui sont plus directement soumises à l'appréciation des médecins des établissements ; tels sont le mode d'administration des eaux, le choix du régime qui convient à leur action, le traitement approprié à la diversité des âges, des tempéraments, des sexes, en un mot, tout ce qui peut agir sur la santé et influer sur le succès des moyens curatifs.

Toutes ces considérations doivent être, nous le répétons, spécialement abandonnées au jugement des gens de l'art, qui, seuls, peuvent discerner les particularités de chaque cas exceptionnel qu'ils ont à traiter. L'usage immodéré ou intempestif des eaux minérales peut entraîner de fâcheux inconvénients, tandis que, réglé avec intelligence et sagesse, ce moyen est certainement un des plus efficaces que Dieu ait créés pour le soulagement des malades.

CHAPITRE Ier

TOPOGRAPHIE DE CRANZAC ET DE SES ENVIRONS

Le petit bourg de Cransac appartient au département de l'Aveyron. Il est à quarante kilomètres de Rodez et à trente-quatre de Villefranche, chef-lieu de l'arrondissement dont il fait partie. Il termine à l'est une délicieuse vallée qui va s'ouvrir à l'ouest sur la rive gauche du Lot; il domine au nord-ouest une série de coteaux et de vallons entremêlés, dont les riches prairies et les belles plantations forment une promenade admirable.

A trois kilomètres environ et à l'est de Cransac, on trouve la petite ville d'*Aubin*, chef-lieu de canton, qui dort là depuis des siècles au milieu de richesses géologiques dont l'industrie moderne devait seule lui dévoiler le secret. Elle est adossée vers le nord à la pente méridionale d'une haute colline offrant plusieurs ondulations de terrain et coupée brusquement vers sa partie orientale, dans la direction de Cransac, par un rocher à pic sur le sommet duquel se dressent orgueilleusement deux vieilles tours de forme romaine que la tradition attribue à un des concurrents de l'empereur Septime-Sévère, nommé *Albinus*, d'où semble dériver le nom d'Aubin.

L'aspect général est des plus pittoresques. De tout côté l'horizon est borné par des collines fraîchement revêtues de vignes, de châtaigneraies, qui, jetées pêle-mêle sur les versants des coteaux, composent un des plus riants paysages qu'on puisse imaginer.

Des routes qui joignent entre eux tous les centres de population, et qui facilitent pour le touriste les promenades les plus pittoresques à travers les montagnes, sillonnent maintenant ce pays.

La route de Cransac à Aubin rampe au pied des collines qui abritent au nord la vallée d'Aubin. Elle imite dans ses capricieux détours le petit ruisseau d'Aune, qui coule vers l'ouest, où il va se perdre dans le Lot. Entre Aubin et Cransac, on rencontre l'entrée d'un tunnel que l'administration des forges d'Aubin a pratiqué sous les montagnes pour aller chercher dans les entrailles de la terre le précieux combustible dont les couches épaisses composent presque exclusivement les terrains de cette riche contrée.

Les usines d'Aubin et de Decazeville, la fonderie de zinc de Viviez, la verrerie de Panchot sur les bords du Lot, offrent aux buveurs des buts d'excursion intéressants et instructifs.

Pour les touristes avides d'impressions, cette contrée offre plus d'un spectacle digne de leur admiration enthousiaste. Il en est un, surtout, dont nous ne perdrons jamais le souvenir, tant il a vivement frappé notre esprit. C'est celui qu'offrent les forges d'Aubin et de Decazeville, vues la nuit. Pendant le jour, une fumée noire et épaisse couvre d'un voile presque impénétrable ces immenses ateliers où le génie de l'homme se révèle dans toute sa virilité. On admire la régularité des travaux, l'habileté des travailleurs; mais le mécanisme de la forge, l'ardente activité des fourneaux, la fusion du minerai et la diversité des transformations qu'il subit avant d'arriver à son état commercial; toutes ces choses, disons-nous, curieuses à plus d'un titre, ne sont rien auprès de l'incomparable spectacle dont on reste frappé quand, la nuit, on aperçoit, des hauteurs, les mille feux des fourneaux et des forges de ces deux grandes usines. L'impression est d'autant plus vive que le voyageur est moins préparé à la recevoir. A l'obscurité qu'entretiennent sur les routes environnantes l'escarpement des montagnes, les sinuosités du chemin, succède tout à coup un océan de lumières, disséminées sur un plan qui, la nuit, semble n'avoir pas de limites. Ces feux, d'abord confus à l'horizon, et tour à tour apparents ou cachés, suivant les accidents de la route par laquelle on arrive, se dessinent bientôt en lignes parallèles : on dirait alors l'immense bivouac d'une grande armée, ou la halte nocturne d'une nation qui émigre.

A mesure qu'on approche, le tableau change sans cesser d'offrir une sublime magnificence. Les bâtiments, éclairés par le reflet des flammes, revêtent des formes bizarres et fantastiques ; on dirait une ville, avec ses édifices, consumée par un effroyable incendie. Les chants des ouvriers, le pétillement des flammes, le choc des marteaux, des enclumes, tous ces bruits réunis composent une confusion étrange de sons qu'on pourrait comparer au mugissement des vagues de l'Océan pendant une nuit d'orage ou aux clameurs d'une foule nombreuse, impatiente de quelque grand événement.

Il nous est impossible de rendre toutes les sensations que l'âme éprouve. Dans la plupart des descriptions, la pompe des mots couvre la pauvreté des images; ici, ce sont les expressions qui nous manquent pour être peintre fidèle : nous devons avouer notre impuissance. Bornons-nous à dire que la vallée tout entière présente, pendant la nuit, une des plus belles illuminations que l'art puisse produire.

A côté de ces merveilles du génie de l'homme, la nature a placé des curiosités qu'on chercherait vainement ailleurs.

En face du village de Cransac, bâti en amphithéâtre sur le versant du coteau qui ferme au sud la vallée d'Aubin, et à trois cents mètres environ au-dessus de la source principale des eaux minérales, est un pic de la montagne, nommé le *Montet,* qui brûle depuis des siècles. La fumée qui s'échappe sans interruption de ses flancs embrasés, présente quelques variations d'intensité, suivant que le feu se rapproche ou s'éloigne des couches superficielles de la montagne. C'est le Vésuve en miniature, moins ses dangers, car le *Montet* est un voisin inoffensif autant que curieux à visiter. On a profité de cette ignition permanente pour pratiquer dans la montagne des excavations souterraines qui constituent des étuves d'un genre tout à fait exceptionnel et qui sont journellement fréquentées par les rhumatisants et les paralytiques. La température y est de 31 à 48 degrés centigrades.

Les difficultés de communication n'existent plus aujourd'hui ; Cransac est devenu l'une des stations du chemin de fer d'Orléans, et les routes qui traversent le pays dans toutes les directions le rendent accessible à tous les points de la France.

Le petit bourg de Cransac a peine à contenir le nombre des buveurs pendant la saison des eaux. Plusieurs hôtels offrent aux buveurs des logements confortables, et des maisons particulières distribuées à cette intention viennent en aide aux besoins. Les eaux de Cransac ne perdent, par l'exportation, aucune des propriétés énergiques qu'elles possèdent, mais il est rationnel de satisfaire la juste impatience des malades qui désirent venir aux sources mêmes chercher des distractions et la santé.

CHAPITRE II

HISTOIRE ET ANALYSE DES SOURCES MINÉRALES DE CRANSAC

Les sources d'eaux minérales sourdent au pied de la colline embrasée faisant face au village de Cransac; elles sont au nombre de trois. On les distingue communément en source *basse*, *douce* ou Richard, et source *Bézelgues*.

« La célébrité des eaux de Cransac remonte à une époque fort reculée, dit le professeur Alibert, qui était originaire de ces contrées; elles étaient déjà avantageusement connues en l'an 900, c'est-à-dire la troisième année du règne de Charles-le-Simple. Elles furent données à cette époque, par une pieuse dame, aux moines de Conques, comme il conste d'après une charte de cette ancienne abbaye, déposée aujourd'hui aux archives de Rodez. »

Indépendamment de ces sources dont la température n'a jamais varié, il y avait autrefois dans les environs, probablement au pied des montagnes qui ont brûlé, des sources thermales : c'est du moins ce qui semble résulter d'un ouvrage publié en 1605, par Jean Banc, médecin de Moulins, qui a traité des eaux de Cransac, dans lesquelles on venait, dit-il, prendre des bains bienfaisants.

En 1686, Mathurin Dissès, médecin de Villefranche, publia, sur l'efficacité des eaux de Cransac, un opuscule dont nous extrayons le passage suivant :

« La réputation que les eaux de Cransac se sont acquise dans toutes les provinces circonvoisines est une marque infaillible de leur bonté. Le transport qu'on en fait continuellement dans divers pays, le grand abord des peuples qui viennent de toutes parts dans ce lieu, est une preuve incontestable de leurs rares vertus ; tant de personnes de l'un et l'autre sexe qui viennent et s'attroupent dans ce lieu font voir les rares qualités de ces eaux. »

Quinze ans plus tard, un chimiste renommé, Lemery, publia, sur la nature des eaux de Cransac, un travail qui est plutôt un résumé de l'état de la science à cette époque qu'une analyse réelle des sources, qu'il représente comme étant *vitrioliques*.

En l'an XIII, un médecin qui a laissé dans le pays une haute réputation de savoir, M. Murat, alors inspecteur des eaux minérales de Cransac, fit imprimer à Rodez, par ordre du préfet de l'Aveyron, un opuscule intitulé : *Topographie physique et médicale du territoire d'Aubin, et analyse des eaux minérales de Cransac.*

Cette brochure fut longtemps considérée comme le meilleur ouvrage sur ces eaux; et lorsqu'Alibert publia, en 1808, la première édition de ses *Eléments de thérapeutique,* auxquels il ajouta son *Précis sur les eaux minérales*, cet illustre professeur ne put que s'en référer à l'analyse de son compatriote, qui était, en effet, malgré ses imperfections, beaucoup moins incomplète que celle de Lemery. Nous aurons occasion de parler de cet ouvrage dans notre chapitre des propriétés curatives des eaux de Cransac.

Vauquelin examina plus tard le résidu formé par l'évaporation de l'eau d'une source trouvée en 1811, et peu fréquentée par les malades.

MM. Patissier et Boutron, lors de la publication de leur *Manuel,* ne connaissaient que les analyses de Vauquelin et celle que fit, en 1820, M. Victor Murat. Elles sont défectueuses; toutes laissaient beaucoup à désirer, et l'intérêt général réclamait un travail qui fût enfin à la hauteur des progrès de la science actuelle.

Ce travail a été confié à deux hommes dont les noms sont la meilleure recommandation qui puisse être invoquée en faveur de cette dernière analyse. M. O. Henry, chef des travaux chimiques de l'Académie royale de Médecine, l'un des chimistes les plus distingués de notre époque, et M. Poumarède, préparateur au laboratoire de l'Académie, chargés spécialement de l'analyse chimique des eaux minérales de Cransac, présentèrent leur rapport dans la séance de l'Académie royale de Médecine du 2 juin 1840; ce rapport, dans lequel sont énumérés avec soin les divers procédés ou réactifs employés par ces messieurs, est un modèle des travaux de ce genre. Ce rapport a été inséré dans le *Bulletin de l'Académie royale de Médecine,* tome V, n° 17, mois de juin 1840.

Les eaux de Cransac ne contiennent pas la moindre trace d'acide carbonique. Dans toutes, même dans celles dont les malades ne font jamais usage, les principes minéralisateurs sont tenus en dissolution par des sulfates acides qui expliquent la belle limpidité de ces eaux, lesquelles sont ainsi les seules que l'on puisse transporter au loin sans qu'elles perdent, en aucune manière, soit leur transparence, soit leurs propriétés énergiques. Les malades peuvent donc, s'ils le veulent, éviter les frais et les fatigues d'un voyage à la source; ils sont assurés de recevoir chez eux, en toute saison et en tout pays, des eaux médicinales d'une activité supérieure, d'une richesse minérale incomparable. Les Européens qui s'étiolent et périssent loin de la mère-patrie, sous le soleil des Indes ou des Antilles, pourront désormais trouver un remède souverain à la plupart des maladies qui les déciment chaque année, sans craindre pour l'efficacité de ce remède les influences de la plus longue traversée.

Cette propriété si précieuse des eaux de Cransac est, du reste, exploitée depuis longtemps par des spéculateurs de quelques départements limitrophes, qui, chaque année, viennent remplir aux sources des vases de toute forme et de toute espèce, qu'ils vont colporter ensuite chez les pharmaciens ou chez les malades du midi de la France.

CHAPITRE III

ACTION PHYSIOLOGIQUE DES EAUX MINÉRALES DE CRANZAC

L'analyse fait suffisamment pressentir quelle action doivent avoir sur l'économie animale les eaux médicinales de Cransac. Minéralisées par des sels de fer, de manganèse, de magnésie, de chaux et d'alumine, elles ont nécessairement des propriétés toniques ou purgatives, et les hommes de l'art qui liront cet opuscule n'ont qu'à se rappeler ces bases pour expliquer, par déduction logique, l'efficacité de ces eaux dans le traitement des diverses maladies dont l'énumération terminera cette notice.

Ainsi que nous avons déjà eu l'occasion de le dire, il n'y a qu'une source dont on exporte les eaux.

C'est la source basse Richard ; elle fournit 100 litres à l'heure, soit 2,400 litres par jour, ou 870,000 litres par année. Elle suffit donc largement aux exigences de sa réputation.

Voici ce que dit de son action physiologique le

docteur Victor Murat, auteur d'une Notice intéressante dont il publia une deuxième édition en 1843 :

« Bue par verres, à la dose de deux ou trois litres, durant les premières heures de la matinée, l'eau de la source douce produit sur l'estomac une légère excitation; le cours des urines est augmenté. Au bout de peu de jours, l'appétit devient plus vif, la digestion plus facile, plus prompte, le pouls plus fort; toutes les fonctions s'exécutent avec plus de facilité, de régularité, et l'on éprouve un sentiment de bien-être, d'agilité, que l'on ne ressentait point auparavant.

» Prise à une dose plus forte, on observe d'autres phénomènes : cinq à six litres d'eau produisent ordinairement de dix à douze selles dans la journée, plus ou moins, suivant le tempérament et la disposition actuelle.

» A cette dose, elles occasionnent toujours un sentiment de pesanteur à l'estomac et même des vomissements. Alors on en modère la dose, ou bien on la mitige en y ajoutant du bouillon de veau, du petit lait, ou tout autre correctif. »

Bien qu'aux sources elles soient généralement bues par doses de deux et même trois litres dans la matinée, il y a avantage à les administrer à des doses moindres, au début du traitement. Il arrive souvent que l'estomac des malades a perdu de son aptitude digestive; il paraît alors assez rationnel de n'arriver que progressivement à des ingestions d'eaux minérales, dont de fortes doses compromettraient, au début du traitement, le succès qu'on en espère. Cette précaution, excellente pour tous les malades, est surtout rigoureusement nécessaire quand il s'agit de femmes ou d'enfants, d'une organisation plus délicate et plus irritable.

Aux sources, la durée ordinaire du traitement est de douze jours, pendant lesquels on boit communément de vingt-quatre à trente litres d'eau minérale. Il n'y a pas d'inconvénient, selon nous, à boire moins à la fois et plus longtemps : l'effet est plus lent, mais aussi plus sûr, et, dans tous les cas, on n'a point à redouter les tiraillements d'estomac, et même les vomissements qui accompagnent d'ordinaire l'usage excessif de toute espèce d'eaux minérales.

Quelques buveurs ajoutent parfois du sel d'Epsom ou de Glauber aux premiers verres d'eau qu'ils boivent. C'est une faute, car cette superpurgation ne peut que favoriser le développement inflammatoire de la muqueuse digestive.

Le régime des buveurs qui fréquentent les

sources de Cransac est simple et facile à suivre. Des viandes grillées ou rôties, quelques légumes frais composent le déjeuner, qui se prend ordinairement à onze heures; le repas du soir est un peu moins substantiel, afin que la digestion ne soit pas troublée pour recommencer le lendemain matin l'usage des eaux. Le pays de Cransac offre sous ce rapport toutes les ressources désirables ; la volaille et le gibier n'y sont pas rares; on y élève des moutons renommés à cause de leur chair parfumée par les herbes odoriférantes que les troupeaux paissent dans la montagne. Le vin ordinaire y est agréable à boire.

La promenade est, comme on sait, une distraction aussi familière qu'utile aux buveurs. Les environs de Cransac, dont nous avons présenté une rapide esquisse, offrent des sites admirables à voir; le voisinage de Decazeville et des autres usines, les mines de charbon et de fer, les rives du Lot, les charmantes vallées qui mènent à cette rivière permettent des petites courses qui, faites à propos, entre les deux repas de la journée, ne peuvent que flatter la curiosité des visiteurs, tout en exerçant une influence heureuse sur la santé des malades.

CHAPITRE IV

DES ÉTUVES DE CRANSAC ET DE LEUR USAGE

Nous avons parlé de ces excavations souterraines pratiquées dans la montagne embrasée, auxquelles on a donné le nom d'étuves. Avant de nous occuper de leur utilité, nous devons dire un mot de leur formation.

Elles sont chauffées par les feux volcaniques qui consument, depuis des siècles, les montagnes houillères de la vallée d'Aubin. C'est à la décomposition des pyrites exposées au contact de l'air que sont dus ces embrasements spontanés. Pour construire une étuve, tout l'art consiste à choisir un des points de la montagne où le feu soit assez rapproché de la surface pour qu'en creusant à quelques centimètres de profondeur un petit conduit, on puisse se procurer un degré suffisant de chaleur, sans qu'aucune gerçure de la terre ne donne passage à la fumée, ce qui incommoderait les malades.

Les vapeurs qui remplissent la boîte des étuves sont fortement imprégnées d'émanations sulfureuses, dont on appréciera l'action physiologique quand on connaîtra la nature des terrains qu'elles traversent et dont l'analyse donne des sulfates d'alumine, de peroxide de fer, de magnésie, de potasse et une petite proportion d'acide sulfurique.

Une quantité considérable de soufre sublimé se dépose sur les bords des crevasses de la montagne et sur les parois de la fosse des étuves.

Cette richesse de vapeurs sulfureuses explique l'efficacité des étuves dans une foule d'affections qui ont résisté aux traitements ordinaires.

Les rhumatismes et les affections cutanées rebelles sont heureusement combattues par l'usage des étuves naturelles.

D'ordinaire, on fait précéder l'entrée des malades aux étuves de l'usage des eaux minérales; cette mesure paraît sage, car elle peut prévenir la répercussion des maladies que l'on cherche à combattre. Une chose digne de remarque, c'est que, malgré les abondantes transpirations que le malade éprouve dans la boîte de l'étuve, il ne subit, à la fin du traitement, aucune diminution dans ses forces.

« Les malades les plus ignorants, dit M. V. Murat, ont remarqué que non-seulement les étuves les délivrent de leurs affections rhumatismales, mais encore qu'elles les fortifient contre l'action des causes du rhumatisme. Cette opinion, qui est générale parmi les malades qui fréquentent nos étuves, explique l'habitude où sont un très-grand nombre d'entre eux de s'y rendre après leur guérison, tous les deux ou trois ans, et cela pendant tout le reste de leur vie. »

M. Murat, dans son *Traité des eaux de Cransac*, et M. Théodore Auzouy, dans la thèse qu'il soutint le 7 juillet 1843, devant la Faculté de Paris, rapportent plusieurs observations de malades atteints de rhumatismes, d'affections de la peau, etc., guéris par l'usage des étuves. Nous regrettons que les limites de cette *Notice* ne nous permettent pas de les reproduire.

La saison des étuves dure depuis le 15 juin jusqu'au 15 septembre.

Sur la demande de plusieurs médecins, un établissement de bains a été créé à Cransac.

Ces bains s'associent de la manière la plus avantageuse à l'usage de l'eau de l'ancienne source basse, dite Richard.

CHAPITRE V

PROPRIÉTÉS MÉDICALES DES EAUX MINÉRALES DE CRANSAC

Les propriétés médicales des eaux de Cransac ont été reconnues de tous temps. Aux quinzième et seizième siècles, elles avaient, à Paris, une vogue extraordinaire, ainsi que nous l'assure le chevalier de Jaucourt. (*Encyclopédie de Diderot*, t. IX, pag. 857.) Le professeur Alibert écrivait, en 1808, dans son *Précis sur les eaux minérales* :

« Les eaux de Cransac sont administrées avec beaucoup de succès dans les engorgements abdominaux, l'aménorrhée accompagnée d'un état de langueur, les fièvres quartes splanchniques, etc. »

En l'an XIII, V. Murat, dont nous avons eu déjà l'occasion de parler, traita plus amplement des propriétés médicales des eaux de Cransac. C'était un praticien d'un mérite éminent qu'on venait consulter de très-loin. Il était inspecteur de l'établissement et domicilié à Aubin; ses observations, dont il pouvait chaque jour vérifier la justesse, offrent donc un cachet de véracité incontestable, et nos lecteurs nous pardonneront de rapporter quelques passages de cet écrivain, dont le style médical n'a peut-être pas le vernis de la science actuelle, mais qui, malgré ses expressions un peu vieillies, doit être considéré encore de nos jours comme une autorité en pareille matière.

« Le nombre des buveurs, dit-il, qui font usage des eaux de Cransac, est tous les ans de 5 à 6,000 individus. Ce nombre augmente lorsqu'il se déclare des fièvres bilieuses, putrides, des dyssenteries épidémiques. C'est dans le cas de ces maladies imminentes qu'on peut assurer que les eaux de Cransac réussissent comme prophylactiques.

» Alternées avec les émétiques, les apéritifs, les sudorifiques, les fébrifuges, selon les indications; modifiées par les adoucissants, les sédatifs, les antispasmodiques, à diverses doses, selon les divers degrés d'irritabilité et de spasme; combinées avec les toniques d'énergie graduée dans l'affaiblissement, l'atonie des solides, elles remédient à des maux contre lesquels on a éprouvé l'insuffisance de ces divers remèdes pris isolément.

» Contre les fièvres intermittentes, atoniques prolongées, ou après des récidives nombreuses, lorsque, sans épanchement, sans lésion organique grave, il y a une faiblesse générale du système, particulièrement de l'estomac, avec diminution ou perte d'appétit, flatulences, nausées et même vomissements, le quina et autres fébrifuges ayant plusieurs fois échoué, les eaux de Cransac sont réputées si salutaires, qu'un grand nombre de malades, dans ce cas, y accourent sans donner la peine de se consulter, et n'ont, la plupart du temps, besoin d'autre remède.

» Dans les affections cutanées chroniques, effet d'un mouvement dépuratoire qui a déposé sur la peau des matières âcres préexistantes dans les sucs biliaires, les eaux de Cransac concourent à débarrasser les conduits biliaires, à exciter l'action du foie; dans les mêmes maladies dépendantes, chez les femmes, de la cacochimie laiteuse, lorsqu'il paraît des croûtes de lait, diverses espèces de teignes ou éruptions herpétiques, elles aident à compléter la cure. »

L'honorable confrère, parcourant ainsi la série des nombreuses infirmités humaines qui peuvent être guéries par les eaux de Cransac, les décrit successivement avec le même soin et la même originalité de langage. Nous allons tâcher d'en présenter un tableau moins pittoresque sans doute, mais plus en harmonie avec les idées médicales qui règnent aujourd'hui.

Les eaux de la source basse sont utiles : 1° toutes les fois qu'il s'agit d'exercer sur la muqueuse intestinale une stimulation douce et continue qui réveille et rétablisse le travail de la digestion et fortifie l'estomac ;

2° Lorsqu'il y a indication d'activer les diverses sécrétions qui sont momentanément arrêtées ou diminuées. C'est ainsi que les sécrétions de la bile et des urines augmentent d'une manière sensible dès les premiers jours de traitement ;

3° Lorsqu'il s'agit de prévenir ou de combattre une métastase quelconque ;

4° Ces eaux jouissent à un très-haut degré de la propriété de débarrasser les voies digestives de tout embarras saburral et des vers, qui ne sont le plus ordinairement produits que par les saburres. Chaque année, plusieurs tœnias sont complétement expulsés par l'usage des eaux de la source basse ;

5° Enfin, elles sont souveraines dans les engorgements des viscères abdominaux, et sont très-utiles aux malades atteints de menace d'apoplexie.

Des expériences récentes et pratiquées simultanément par plusieurs de nos confrères attestent que les maladies nerveuses, telles que l'hystérie, les gastralgies, les névralgies périodiques, sont avantageusement modifiées par les eaux de Cransac. Elles sont encore employées comme un dérivatif puissant contre les rhumatismes chroniques, quel qu'en soit le siége; des ulcères invétérés ont souvent cédé à l'emploi de ce moyen.

Depuis quelques années, plusieurs paralytiques, à la suite d'apoplexies, sont venus à Cransac trouver un soulagement que quelques-uns d'entre eux étaient allés vaînement chercher à Balaruc, dont les sources sont préconisées en pareil cas. Nous avons expérimenté, dans notre pratique particulière, l'effet des eaux de la source basse, qui seules conviennent en pareille circonstance, et nous affirmons en avoir obtenu des avantages remarquables. Trois apoplectiques, madame Mass....., âgée de 53 ans, M. le comte de la Pan....., âgé de 73 ans, et M. Leconte, ancien munitionnaire de l'armée, âgé de 77 ans, tous trois domiciliés à Blois, ont fait usage des eaux de la source basse et s'en sont trouvés admirablement. Chez tous, les tintements d'oreille, la somnolence, l'engourdissement des membres, la difficulté de la prononciation, en un mot, tous les symptômes concomitants d'un état apoplectique, ont ou totalement disparu ou sensiblement diminué. Malgré l'effet purgatif du remède, ils se disent plus forts et le prouvent assez par les petites promenades que chacun d'eux se permet et dont ils étaient sevrés depuis longtemps.

M. le docteur Bras, médecin en chef de l'hôpital de Villefranche, se livre depuis plusieurs années à des expériences sur les divers effets curatifs des eaux de Cransac. Nous avons sous les yeux un rapport daté du 2 novembre 1846, et dans lequel nous copions textuellement les lignes suivantes :

« Les eaux de Cransac sont d'une efficacité
» certaine contre les fièvres intermittentes re-
» belles, mal traitées dès le début ou qui ont résisté
» au quinquina, ainsi que contre les engorge-
» ments chroniques des viscères abdominaux,
» suite de ces fièvres. Nous avons été à même de
» nous convaincre de cette vérité, soit dans notre
» pratique civile, soit dans notre service à l'hos-
» pice de Villefranche, sur un grand nombre de
» militaires venus d'Afrique, porteurs pour la plu-
» part d'énormes engorgements de la rate et du

» foie. C'est surtout en raison de cette action » antipériodique et résolutive que les eaux de » Cransac sont intéressantes. »

Cette simple Notice est surtout destinée à nos confrères; c'est à eux que nous adressons nos observations; c'est d'eux que nous attendons les secours nécessaires à l'accomplissement de l'œuvre que nous avons entreprise. Ce que nous voulons, c'est que la vérité surgisse; il n'existe pas, nous le répétons, de sources aussi richement minéralisées que celles de Cransac.

Dans le cours de cet opuscule, nous avons eu soin d'indiquer les cas dans lesquels l'usage des eaux de Crasnac pouvait devenir dangereux. Pour éviter toute surprise, nous répéterons, en terminant cette Notice, qu'en raison de l'action puissante qu'elles exercent sur l'organisme, ces eaux, imprudemment administrées, exposeraient le malade aux plus graves accidents. Ainsi, le médecin doit en interdire l'usage dans toutes les phlegmasies aiguës et même chroniques, quand elles sont accompagnées de fièvre. Dans les fièvres rebelles, il faut les employer dans le moment d'apyrexie; c'est une condition rigoureuse que nous ne saurions trop recommander à nos confrères; il y a contre-indication évidente dans les anévrismes, la phthisie, les suppurations internes. D'ailleurs, nous ne saurions trop le redire, le malade ne doit point faire usage d'un remède aussi actif sans avoir, au préalable, consulté un médecin, qui est seul apte à juger de l'opportunité des eaux, et de la manière dont elles doivent être administrées.

CATALOGUE

DES OUVRAGES QUI TRAITENT DES EAUX MINÉRALES DE CRANSAC (AVEYRON).

—

1. BANC, médecin. Moulins, 1605.
2. Mathurin DISSÈS : Les vertus et analyse des eaux de Cransac ; vertu et usage des étuves. Villefranche, 1686.
3. CLAUDE DESBRUYÈRES, médecin. Villefranche-de-Rouergue, 1646.
4. Recueil des Mémoires des Intendants. Généralité de Montauban. Election de Villefranche. Paris, 1698.
5. GRANDSAIGNE : Description des villages, montagnes et étuves de Cransac ; analyse des eaux. Villefranche, 1700.
6. Jean-Joseph GALLY-L'ARTIGUE : Traité nouveau et curieux des eaux minérales de Cransac, où l'on démontre par un grand nombre d'expériences la nature et les qualités merveilleuses des eaux pour la guérison de plusieurs maladies. Rodez, 1732.
7. JAMES JAUMET, traduit de l'anglais. Paris, 1747.
8. PIGANIOL DE LA FORCE : Description de la France. 1754.
9. RAULIN : Traité des eaux minérales de Cransac. Paris, 1775.
10. CHEVALIER DE JAUCOURT : Encyclopédie de Diderot. t. IX, p. 857.
11. LÉMERY : Histoire de l'Académie des Sciences.
12. BOSC : Histoire de Rouergue. Rodez, 1797.

13. MURAT : Topographie physique et médicale du territoire d'Aubin, et Analyse des eaux minérales de Cransac ; imprimé par ordre de M. le préfet de l'Aveyron. Rodez, an XIII.

14. BUCH'OZ : Dictionnaire hydrologique de France.

15. GEOFFROY : De aquarum medicatarum Galliæ naturâ, viribus et usu Tractatio.

16. BOUILLON-LAGRANGE : Essai sur les eaux minérales naturelles. Paris, 1811.

17. PORTAL, 1812.

18. VAUQUELIN : Analyse des eaux de Cransac, 1812.

19. PATISSIER : Manuel des eaux minérales de France. 1823.

20. JULIA FONTENELLE : Manuel portatif des eaux minérales les plus utiles en boisson. Paris, 1825.

21. ALIBERT : Précis historique sur les eaux minérales les plus usitées en médecine. Paris, 1826.

22. CHEVALIER et RICHARD : Dictionnaire d'histoire médicale. Paris, 1827.

23. DELENS et MÉRAT : Dictionnaire universel de thérapeutique.

24. BOURDON (ISID.) : Guide aux eaux minérales de France et d'Allemagne. Paris, 1834 et 1837.

25. CARRÈRE : Catalogue raisonné des ouvrages publiés sur les eaux minérales naturelles.

26. GUILLEMIN : Mémoires de la Société des Lettres et Sciences de l'Aveyron. Rodez.

27. O. HENRY, chef des travaux chimiques de l'Académie royale de médecine.

28. POUMARÈDE, préparateur au laboratoire de l'Académie royale de Médecine. Analyse chimique des eaux minérales ferro-manganésiennes de Cransac (Aveyron). Paris, 1840 et 1846, Bulletin de l'Académie royale de Médecine, tomes V et XI.

29. J.-F.-V. Murat : Traité sur la nature et la propriété des eaux minérales et étuves de Cransac ; 3e édit. Rodez, 1843.

30. Théodore Auzouy : Thèse pour le doctorat en médecine. Paris, 17 juillet 1843.

31. Bras, médecin de l'hôpital de Villefranche : Notice sur les eaux minérales naturelles de Cransac. 1846.

32. Ducoux (de Blois), D.-M. : Notice sur les eaux minérales naturelles de Cransac (Aveyron). Eaux ferro-manganésiennes et calcaréo-manganésiennes, sulfatées. Paris, 1847. Cet ouvrage est traduit en anglais.

33. Dr Gendrin, médecin de l'hôpital de la Pitié : Lettre à M. le Dr Ducoux sur les propriétés des eaux minérales ferro-manganésiennes et magnésio-calcaires de Cransac (Aveyron). Paris, 1847.

IMP. CENTRALE DES CHEMINS DE FER — A. CHAIX ET Cie, RUE BERGÈRE, 20, A PARIS—1822-8

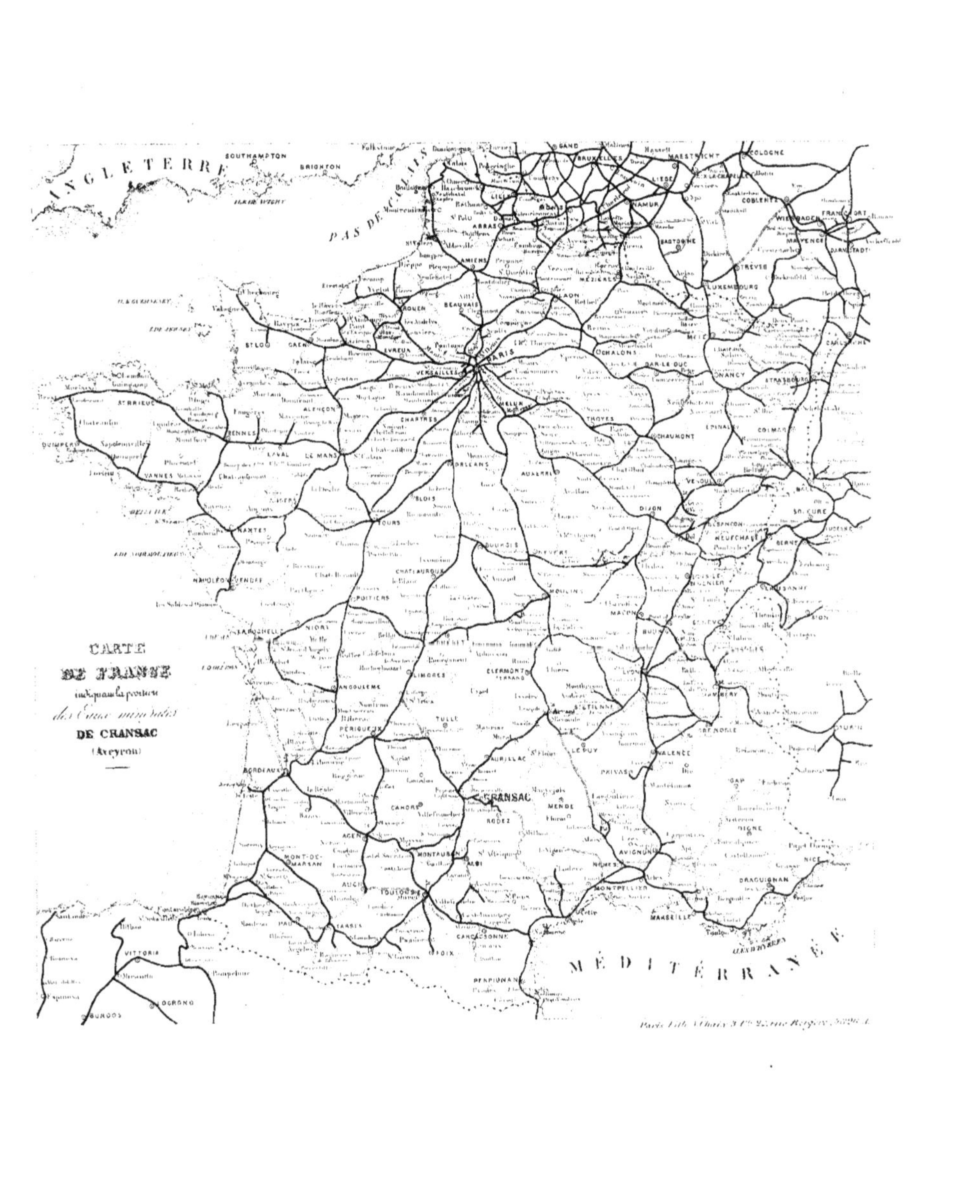

CARTE
DE FRANCE
indiquant la position
DE CRANSAC
(Aveyron)
ANGLETERRE
PAS DE CALAIS
MÉDITERRANÉE
PARIS
CRANSAC

IMP. CENTRALE DES CHEMINS DE FER. — A. CHAIX ET Cie, RUE BERGÈRE, 20, A PARIS. — 4824.

www.ingramcontent.com/pod-product-compliance
Ingram Content Group UK Ltd.
Pitfield, Milton Keynes, MK11 3LW, UK
UKHW020506180726
13839UKWH00004B/1928